DIARIO
DI DIETA
90 GIORNI

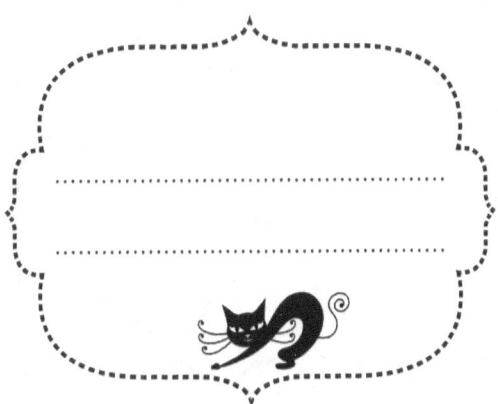

....

....

ISBN: 9781093321753

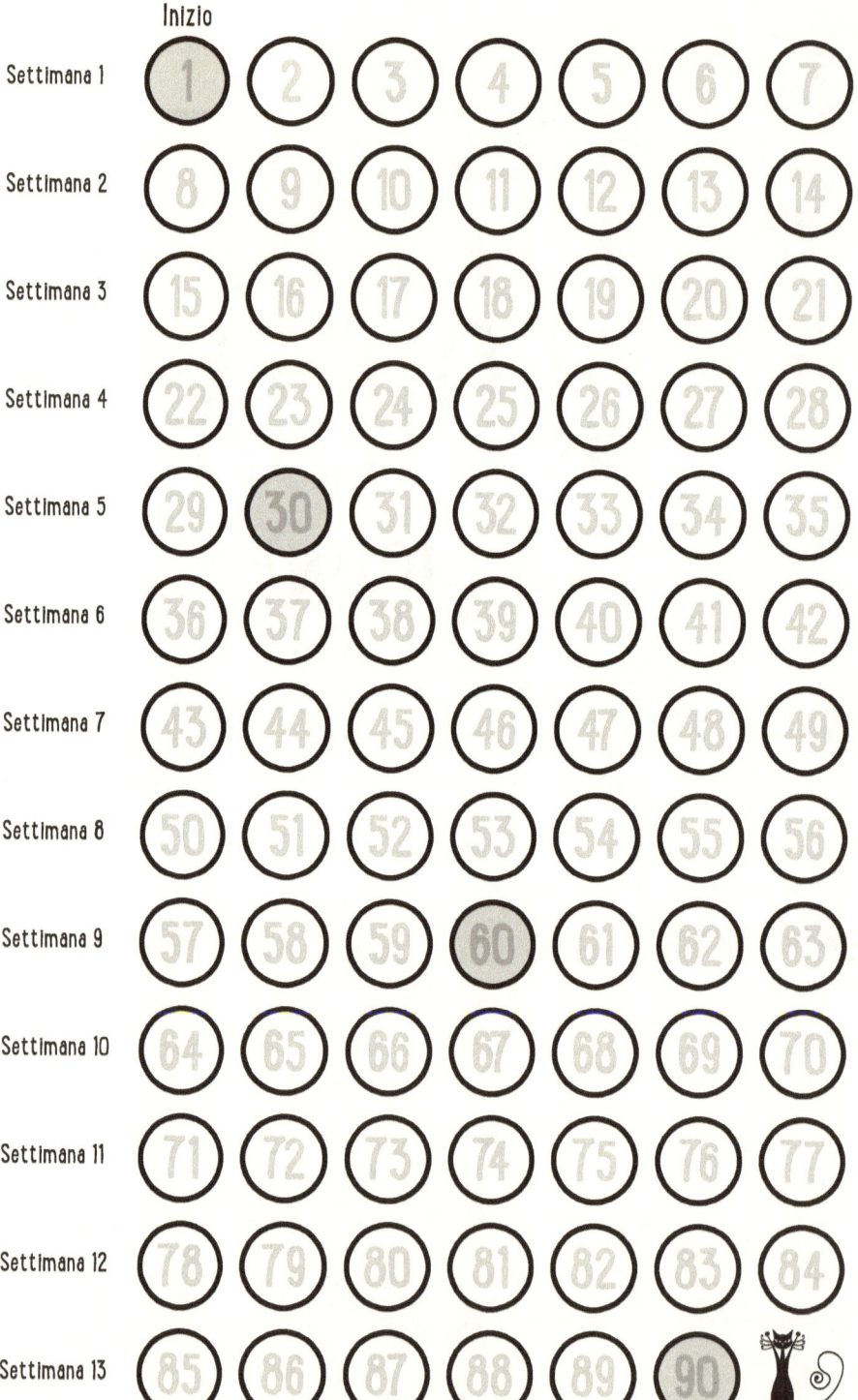

Inizio Giorno ①

Le mie misure

Braccia ....

Fianchi ....

Polpacci ....

.... Petto

.... Vita

.... Addome

.... Cosce

Peso ....

IMC ....

I miei obiettivi ....

....

....

....

....

....

Giorno ①

Data ....

Colazione	Pranzo	Cena
....	....	....
....	....	....
....	....	....
....	....	....
....	....	....
....		
Snack	....	....
....	....	....
....	....	....
....	....	....
....	....	....

6a	7	8	9	10	11	12p	1	2	3	4	5	6	7	8	9	10+

C=Colazione P=Pranzo C=Cena S=Snack A=Attività fisica M=Mente & Anima

Attività fisica ....

Mente & Anima ....

Stato emotivo

😃 😊 😐 ☹️
○ ○ ○ ○

Contentezza

0%   50%   100%

Sonno   Ore di sonno ....   Numero di risvegli durante la notte ....

Altri appunti ....

....

....

....

....

Date .... Lun Mar Mer Gio Ven Sab Dom

Giorno ②

Colazione	Pranzo	Cena
....	....	....
....	....	....
....	....	....
....	....	....
....	....	....
Snack	....	....
....	....	....
....	....	....
....	....	....
....	....	....

🕐 6a   7   8   9   10   11   12p   1   2   3   4   5   6   7   8   9   10+

C=Colazione   P=Pranzo   C=Cena   S=Snack   A=Attività fisica   M=Mente & Anima

Attività fisica ....

Mente & Anima ....

Stato emotivo	Contentezza
😀 ☺ 😐 ☹	
○ ○ ○ ○	0% 50% 100%

Sonno   Ore di sonno ....   Numero di risvegli durante la notte ....

....   Altri appunti

....

....   ♡

....

....

Giorno (3)

Data ....

Colazione	Pranzo	Cena
....	....	....
....	....	....
....	....	....
....	....	....
....	....	....
Snack	....	....
....	....	....
....	....	....
....	....	....
....	....	....

6a 7 8 9 10 11 12p 1 2 3 4 5 6 7 8 9 10+

C=Colazione P=Pranzo C=Cena S=Snack A=Attività fisica M=Mente & Anima

Attività fisica ....

Mente & Anima ....

Stato emotivo   **Contentezza**

0%   50%   100%

Sonno   Ore di sonno ....   Numero di risvegli durante la notte ....

Altri appunti ....
....
....
....
....

Date .... Lun Mar Mer Gio Ven Sab Dom

Colazione	Pranzo	Cena
....	....	....
....	....	....
....	....	....
....	....	....
....	....	....
....	....	....
Snack	....	....
....	....	....
....	....	....
....	....	....
....	....	....

6a 7 8 9 10 11 12p 1 2 3 4 5 6 7 8 9 10+

C=Colazione P=Pranzo C=Cena S=Snack A=Attività fisica M=Mente & Anima

Attività fisica ....

Mente & Anima ....

Stato emotivo   Contentezza

0%   50%   100%

Sonno   Ore di sonno ....   Numero di risvegli durante la notte ....

....   Altri appunti

....

....

....

....

Giorno (**5**)

Data .... Lun Mar Mer Gio Ven Sab Dom

Colazione	Pranzo	Cena
....	....	....
....	....	....
....	....	....
....	....	....
....	....	....
Snack	....	....
....	....	....
....	....	....
....	....	....
....	....	....

🕐   6a   7   8   9   10   11   12p   1   2   3   4   5   6   7   8   9   10+

C=Colazione P=Pranzo C=Cena S=Snack A=Attività fisica M=Mente & Anima

Attività fisica ....

Mente & Anima ....

Stato emotivo	Contentezza
😃 🙂 😐 🙁	
○ ○ ○ ○	0% 50% 100%

Sonno   Ore di sonno ....   Numero di risvegli durante la notte ....

Altri appunti ....

....

♡ ....

....

....

Date ....

Colazione	Pranzo	Cena
....	....	....
....	....	....
....	....	....
....	....	....
....	....	....
	....	....
Snack	....	....
....	....	....
....	....	....
....	....	....
....	....	....

6a   7   8   9   10   11   12p   1   2   3   4   5   6   7   8   9   10+

C=Colazione   P=Pranzo   C=Cena   S=Snack   A=Attività fisica   M=Mente & Anima

Attività fisica ....

Mente & Anima ....

Stato emotivo   Contentezza

0%   50%   100%

Sonno   Ore di sonno ....   Numero di risvegli durante la notte ....

....   Altri appunti

....

....

....

....

Giorno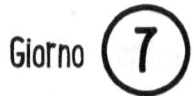

Data .... Lun Mar Mer Gio Ven Sab Dom

Colazione	Pranzo	Cena
....	....	....
....	....	....
....	....	....
....	....	....
....	....	....
....	....	....
Snack	....	....
....	....	....
....	....	....
....	....	....
....	....	....

6a 7 8 9 10 11 12p 1 2 3 4 5 6 7 8 9 10+

C=Colazione P=Pranzo C=Cena S=Snack A=Attività fisica M=Mente & Anima

Attività fisica ....

Mente & Anima ....

Stato emotivo   Contentezza

😄 ○   🙂 ○   😐 ○   🙁 ○   0%   50%   100%

Sonno   Ore di sonno ....   Numero di risvegli durante la notte ....

Altri appunti ....
....
....
....
....

Date .... Lun Mar Mer Gio Ven Sab Dom

Giorno **8**

Colazione	Pranzo	Cena
....	....	....
....	....	....
....	....	....
....	....	....
....	....	....
Snack	....	....
....	....	....
....	....	....
....	....	....
....	....	....

6a   7   8   9   10   11   12p   1   2   3   4   5   6   7   8   9   10+

C=Colazione   P=Pranzo   C=Cena   S=Snack   A=Attività fisica   M=Mente & Anima

Attività fisica ....

Mente & Anima ....

Stato emotivo

😃   🙂   😐   🙁
○   ○   ○   ○

Contentezza

0%   50%   100%

Sonno   Ore di sonno ....   Numero di risvegli durante la notte ....

....   Altri appunti

....

....

....

....

Giorno (9)

Data .... Lun Mar Mer Gio Ven Sab Dom

Colazione	Pranzo	Cena
....	....	....
....	....	....
....	....	....
....	....	....
....	....	....
....		....
Snack	....	....
....	....	....
....	....	....
....	....	....
....	....	....

6a 7 8 9 10 11 12p 1 2 3 4 5 6 7 8 9 10+

C=Colazione P=Pranzo C=Cena S=Snack A=Attività fisica M=Mente & Anima

Attività fisica ....

Mente & Anima ....

Stato emotivo   Contentezza

😁 🙂 😐 🙁

0%   50%   100%

Sonno   Ore di sonno ....   Numero di risvegli durante la notte ....

Altri appunti ....
....
....
....
....

Date .... Lun Mar Mer Gio Ven Sab Dom   Giorno ⑩

Colazione	Pranzo	Cena
....	....	....
....	....	....
....	....	....
....	....	....
....	....	....
....	....	....
Snack	....	....
....	....	....
....	....	....
....	....	....
....	....	....

🕐 6a 7 8 9 10 11 12p 1 2 3 4 5 6 7 8 9 10+
C=Colazione P=Pranzo C=Cena S=Snack A=Attività fisica M=Mente & Anima

Attività fisica ....

Mente & Anima ....

Stato emotivo   Contentezza

😃 🙂 😐 🙁

○ ○ ○ ○   0%   50%   100%

Sonno   Ore di sonno ....   Numero di risvegli durante la notte ....

....   Altri appunti
....
....
....
....

Giorno (11)

Data ....

Colazione	Pranzo	Cena
....	....	....
....	....	....
....	....	....
....	....	....
....	....	....
....		
Snack	....	....
....	....	....
....	....	....
....	....	....
....	....	....

6a   7   8   9   10   11   12p   1   2   3   4   5   6   7   8   9   10+

C=Colazione P=Pranzo C=Cena S=Snack A=Attività fisica M=Mente & Anima

Attività fisica ....

Mente & Anima ....

Stato emotivo   Contentezza

😀   🙂   😐   🙁

○   ○   ○   ○   0%   50%   100%

Sonno   Ore di sonno ....   Numero di risvegli durante la notte ....

Altri appunti ....

....

....

....

....

Date .... Lun Mar Mer Gio Ven Sab Dom Giorno (12)

Colazione	Pranzo	Cena
....	....	....
....	....	....
....	....	....
....	....	....
....	....	....
....		
Snack	....	....
....	....	....
....	....	....
....	....	....
....	....	....

🕐 6a 7 8 9 10 11 12p 1 2 3 4 5 6 7 8 9 10+

C=Colazione P=Pranzo C=Cena S=Snack A=Attività fisica M=Mente & Anima

Attività fisica ....

Mente & Anima ....

Stato emotivo

😃 😊 😐 🙁
○ ○ ○ ○

Contentezza

0%   50%   100%

Sonno   Ore di sonno ....   Numero di risvegli durante la notte ....

....   **Altri appunti**

....

....

....

....

Giorno (13)

Data ....

Lun Mar Mer Gio Ven Sab Dom

Colazione	Pranzo	Cena
....	....	....
....	....	....
....	....	....
....	....	....
....	....	....
Snack	....	....
....	....	....
....	....	....
....	....	....
....	....	....

6a 7 8 9 10 11 12p 1 2 3 4 5 6 7 8 9 10+
....

C=Colazione P=Pranzo C=Cena S=Snack A=Attività fisica M=Mente & Anima

Attività fisica ....

Mente & Anima ....

Stato emotivo

😃 😊 😐 😞
○ ○ ○ ○

Contentezza

0%   50%   100%

Sonno   Ore di sonno ....   Numero di risvegli durante la notte ....

Altri appunti ....
....
....
....
....

Date .... Lun Mar Mer Gio Ven Sab Dom   Giorno (14)

Colazione	Pranzo	Cena
....	....	....
....	....	....
....	....	....
....	....	....
....	....	....
	....	....
Snack	....	....
....	....	....
....	....	....
....	....	....
....	....	....

🕐 6a 7 8 9 10 11 12p 1 2 3 4 5 6 7 8 9 10+
....
C=Colazione P=Pranzo C=Cena S=Snack A=Attività fisica M=Mente & Anima

Attività fisica ....

Mente & Anima ....

Stato emotivo   Contentezza

😄 😊 😐 ☹
○ ○ ○ ○   0%   50%   100%

Sonno   Ore di sonno ....   Numero di risvegli durante la notte ....

....   Altri appunti
....
....   ♡
....
....

Giorno (15)

Data ....

Colazione	Pranzo	Cena
....	....	....
....	....	....
....	....	....
....	....	....
....	....	....
Snack	....	....
....	....	....
....	....	....
....	....	....

6a 7 8 9 10 11 12p 1 2 3 4 5 6 7 8 9 10+

C=Colazione P=Pranzo C=Cena S=Snack A=Attività fisica M=Mente & Anima

Attività fisica ....

Mente & Anima ....

Stato emotivo   ### Contentezza

0%   50%   100%

Sonno   Ore di sonno ....   Numero di risvegli durante la notte ....

Altri appunti ....
....
....
....

Date .... Lun Mar Mer Gio Ven Sab Dom

Colazione	Pranzo	Cena
....	....	....
....	....	....
....	....	....
....	....	....
....	....	....
	....	....
Snack	....	....
....	....	....
....	....	....
....	....	....
....	....	....

6a 7 8 9 10 11 12p 1 2 3 4 5 6 7 8 9 10+

C=Colazione   P=Pranzo   C=Cena   S=Snack   A=Attività fisica   M=Mente & Anima

Attività fisica ....

Mente & Anima ....

Stato emotivo   **Contentezza**

0%   50%   100%

Sonno   Ore di sonno .... Numero di risvegli durante la notte ....

.... Altri appunti

....

....

....

....

Giorno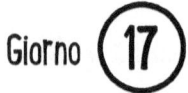

Data .... Lun Mar Mer Gio Ven Sab Dom

Colazione | Pranzo | Cena

Colazione
....
....
....
....
....

Snack
....
....
....
....

Pranzo
....
....
....
....
....
....
....
....
....
....

Cena
....
....
....
....
....
....
....
....
....
....

6a 7 8 9 10 11 12p 1 2 3 4 5 6 7 8 9 10+
....
C=Colazione P=Pranzo C=Cena S=Snack A=Attività fisica M=Mente & Anima

Attività fisica ....

Mente & Anima ....

Stato emotivo

Contentezza

0%   50%   100%

Sonno   Ore di sonno ....   Numero di risvegli durante la notte ....

Altri appunti ....
....
....
....
....

Date .... Lun Mar Mer Gio Ven Sab Dom   Giorno (**18**)

Colazione	Pranzo	Cena
....	....	....
....	....	....
....	....	....
....	....	....
....	....	....
Snack	....	....
....	....	....
....	....	....
....	....	....
....	....	....

🕐 6a   7   8   9   10   11   12p   1   2   3   4   5   6   7   8   9   10+
....
C=Colazione P=Pranzo C=Cena S=Snack A=Attività fisica M=Mente & Anima

Attività fisica ....

Mente & Anima ....

Stato emotivo	Contentezza
😀 🙂 😐 ☹️	
○ ○ ○ ○	0% 50% 100%

Sonno   Ore di sonno ....   Numero di risvegli durante la notte ....

....   Altri appunti
....
....
....
....

Giorno **19**

Data .... Lun Mar Mer Gio Ven Sab Dom

Colazione	Pranzo	Cena
....	....	....
....	....	....
....	....	....
....	....	....
....	....	....
Snack	....	....
....	....	....
....	....	....
....	....	....
....	....	....

6a 7 8 9 10 11 12p 1 2 3 4 5 6 7 8 9 10+

C=Colazione P=Pranzo C=Cena S=Snack A=Attività fisica M=Mente & Anima

Attività fisica ....

Mente & Anima ....

Stato emotivo   **Contentezza**

😄 🙂 😐 🙁

0%   50%   100%

Sonno   Ore di sonno ....   Numero di risvegli durante la notte ....

Altri appunti ....
....
....
....
....

Date .... Lun Mar Mer Gio Ven Sab Dom Giorno ⑳

Colazione

....
....
....
....
....
....

Snack

....
....
....
....

Pranzo

....
....
....
....
....
....
....
....
....
....

Cena

....
....
....
....
....
....
....
....
....
....

🕐 6a 7 8 9 10 11 12p 1 2 3 4 5 6 7 8 9 10+
....
C=Colazione P=Pranzo C=Cena S=Snack A=Attività fisica M=Mente & Anima

Attività fisica ....

Mente & Anima ....

	Stato emotivo			Contentezza		

😃 ○ 🙂 ○ 😐 ○ ☹ ○   0%   50%   100%

Sonno   Ore di sonno ....   Numero di risvegli durante la notte ....

....   Altri appunti
....
....
....
....

Giorno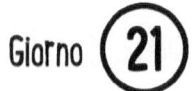

Data .... Lun Mar Mer Gio Ven Sab Dom

Colazione	Pranzo	Cena
....	....	....
....	....	....
....	....	....
....	....	....
....	....	....
Snack	....	....
....	....	....
....	....	....
....	....	....
....	....	....

6a   7   8   9   10   11   12p   1   2   3   4   5   6   7   8   9   10+

C=Colazione P=Pranzo C=Cena S=Snack A=Attività fisica M=Mente & Anima

Attività fisica ....

Mente & Anima ....

Stato emotivo

Contentezza

0%   50%   100%

Sonno   Ore di sonno ....   Numero di risvegli durante la notte ....

Altri appunti ....
....
....
....
....

Date .... Lun Mar Mer Gio Ven Sab Dom   Giorno (22)

Colazione	Pranzo	Cena
....	....	....
....	....	....
....	....	....
....	....	....
....	....	....
....	....	....
Snack	....	....
....	....	....
....	....	....
....	....	....
....	....	....

6a 7 8 9 10 11 12p 1 2 3 4 5 6 7 8 9 10+

C=Colazione P=Pranzo C=Cena S=Snack A=Attività fisica M=Mente & Anima

Attività fisica ....

Mente & Anima ....

Stato emotivo   **Contentezza**

0%   50%   100%

Sonno   Ore di sonno ....   Numero di risvegli durante la notte ....

....   Altri appunti

....

....

....

....

Giorno (23)

Data .... Lun Mar Mer Gio Ven Sab Dom

Colazione

....
....
....
....
....

Snack

....
....
....
....

Pranzo

....
....
....
....
....
....
....
....
....
....

Cena

....
....
....
....
....
....
....
....
....
....

🕐 6a 7 8 9 10 11 12p 1 2 3 4 5 6 7 8 9 10+

C=Colazione P=Pranzo C=Cena S=Snack A=Attività fisica M=Mente & Anima

Attività fisica ....

Mente & Anima ....

Stato emotivo
😀 ○ 🙂 ○ 😐 ○ ☹ ○

Contentezza
0%   50%   100%

Sonno Ore di sonno .... Numero di risvegli durante la notte ....

Altri appunti ....
....
....
....
....

Date .... Lun Mar Mer Gio Ven Sab Dom   Giorno (24)

Colazione	Pranzo	Cena
....	....	....
....	....	....
....	....	....
....	....	....
....	....	....
....		
Snack	....	....
....	....	....
....	....	....
....	....	....
....	....	....

🕐 6a   7   8   9   10   11   12p   1   2   3   4   5   6   7   8   9   10+
....
C=Colazione P=Pranzo C=Cena S=Snack A=Attività fisica M=Mente & Anima

Attività fisica ....

Mente & Anima ....

Stato emotivo   Contentezza

😀 🙂 😐 ☹️

○   ○   ○   ○   0%   50%   100%

Sonno   Ore di sonno ....   Numero di risvegli durante la notte ....

....   Altri appunti

....

....

....

....

Giorno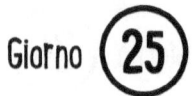

Data .... Lun Mar Mer Gio Ven Sab Dom

Colazione	Pranzo	Cena
....	....	....
....	....	....
....	....	....
....	....	....
....	....	....
....		
Snack	....	....
....	....	....
....	....	....
....	....	....
....	....	....

🕐 6a 7 8 9 10 11 12p 1 2 3 4 5 6 7 8 9 10+
....
C=Colazione P=Pranzo C=Cena S=Snack A=Attività fisica M=Mente & Anima

Attività fisica ....

Mente & Anima ....

Stato emotivo   Contentezza

😃 🙂 😐 🙁
○   ○   ○   ○   0%   50%   100%

Sonno   Ore di sonno ....   Numero di risvegli durante la notte ....

Altri appunti ....
               ....
               ....
               ....
               ....

Date ....   Lun Mar Mer Gio Ven Sab Dom

Colazione	Pranzo	Cena
....	....	....
....	....	....
....	....	....
....	....	....
....	....	....
....		
Snack	....	....
....	....	....
....	....	....
....	....	....

6a   7   8   9   10   11   12p   1   2   3   4   5   6   7   8   9   10+

C=Colazione   P=Pranzo   C=Cena   S=Snack   A=Attività fisica   M=Mente & Anima

Attività fisica ....

Mente & Anima ....

Stato emotivo

😀 🙂 😐 🙁
○   ○   ○   ○

Contentezza

0%   50%   100%

Sonno   Ore di sonno ....   Numero di risvegli durante la notte ....

....   Altri appunti

....

....

....

....

Giorno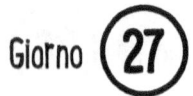

Data .... Lun Mar Mer Gio Ven Sab Dom

Colazione   Pranzo   Cena

....
....
....
....
....
                                                               ....
Snack   ....
....
....
....
....

6a   7   8   9   10   11   12p   1   2   3   4   5   6   7   8   9   10+
....
C=Colazione P=Pranzo C=Cena S=Snack A=Attività fisica M=Mente & Anima

Attività fisica ....

Mente & Anima ....

Stato emotivo   Contentezza

😃   🙂   😐   🙁

○   ○   ○   ○   0%   50%   100%

Sonno   Ore di sonno ....   Numero di risvegli durante la notte ....

Altri appunti ....
                ....
                ....
                ....
                ....
                ....

Date .... Lun Mar Mer Gio Ven Sab Dom

Giorno (28)

Colazione	Pranzo	Cena
....	....	....
....	....	....
....	....	....
....	....	....
....	....	....
....	....	....
Snack	....	....
....	....	....
....	....	....
....	....	....
....	....	....

6a 7 8 9 10 11 12p 1 2 3 4 5 6 7 8 9 10+

C=Colazione P=Pranzo C=Cena S=Snack A=Attività fisica M=Mente & Anima

Attività fisica ....

Mente & Anima ....

Stato emotivo	Contentezza
😀 🙂 😐 ☹️	
○ ○ ○ ○	0% 50% 100%

Sonno   Ore di sonno ....   Numero di risvegli durante la notte ....

....   Altri appunti

....

....

....

....

Giorno (29)

Data .... Lun Mar Mer Gio Ven Sab Dom

Colazione	Pranzo	Cena
....	....	....
....	....	....
....	....	....
....	....	....
....	....	....
	....	....
Snack	....	....
....	....	....
....	....	....
....	....	....
....	....	....

6a 7 8 9 10 11 12p 1 2 3 4 5 6 7 8 9 10+

C=Colazione P=Pranzo C=Cena S=Snack A=Attività fisica M=Mente & Anima

Attività fisica ....

Mente & Anima ....

Stato emotivo   Contentezza

0%   50%   100%

Sonno   Ore di sonno ....   Numero di risvegli durante la notte ....

Altri appunti ....
....
....
....
....

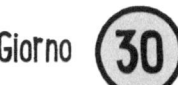

Le mie misure

Braccia ....

Fianchi ....

Polpacci ....

.... Petto

.... Vita

.... Addome

.... Cosce

Peso ....

IMC ....

Notes ....
....
....
....
....
....

Giorno 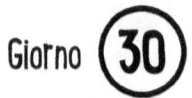 **30**

Data .... Lun Mar Mer Gio Ven Sab Dom

Colazione	Pranzo	Cena
....	....	....
....	....	....
....	....	....
....	....	....
....	....	....
Snack	....	....
....	....	....
....	....	....
....	....	....
....	....	....

6a 7 8 9 10 11 12p 1 2 3 4 5 6 7 8 9 10+

C=Colazione P=Pranzo C=Cena S=Snack A=Attività fisica M=Mente & Anima

Attività fisica ....

Mente & Anima ....

Stato emotivo   Contentezza

😃 🙂 😐 🙁   0%   50%   100%

Sonno   Ore di sonno ....   Numero di risvegli durante la notte ....

Altri appunti ....

....

....

....

....

Date .... Lun Mar Mer Gio Ven Sab Dom

Colazione	Pranzo	Cena
....	....	....
....	....	....
....	....	....
....	....	....
....	....	....
Snack	....	....
....	....	....
....	....	....
....	....	....
....	....	....

🕐 6a 7 8 9 10 11 12p 1 2 3 4 5 6 7 8 9 10+
....
C=Colazione P=Pranzo C=Cena S=Snack A=Attività fisica M=Mente & Anima

Attività fisica ....

Mente & Anima ....

Stato emotivo 😃 ○ 🙂 ○ 😐 ○ ☹ ○

Contentezza
0%   50%   100%

Sonno   Ore di sonno ....   Numero di risvegli durante la notte ....

....   Altri appunti

....

....

....

....

Giorno (32)

Data .... Lun Mar Mer Gio Ven Sab Dom

Colazione	Pranzo	Cena
....	....	....
....	....	....
....	....	....
....	....	....
....	....	....
Snack	....	....
....	....	....
....	....	....
....	....	....
....	....	....

6a   7   8   9   10   11   12p   1   2   3   4   5   6   7   8   9   10+

C=Colazione P=Pranzo C=Cena S=Snack A=Attività fisica M=Mente & Anima

Attività fisica ....

Mente & Anima ....

Stato emotivo   Contentezza

😀 🙂 😐 🙁

○   ○   ○   ○   0%   50%   100%

Sonno   Ore di sonno ....   Numero di risvegli durante la notte ....

Altri appunti ....
....
....
....
....

Date .... Lun Mar Mer Gio Ven Sab Dom   Giorno (33)

Colazione	Pranzo	Cena
....	....	....
....	....	....
....	....	....
....	....	....
....	....	....
	....	....
Snack	....	....
....	....	....
....	....	....
....	....	....
....	....	....

🕐   6a 7 8 9 10 11 12p 1 2 3 4 5 6 7 8 9 10+
....
C=Colazione P=Pranzo C=Cena S=Snack A=Attività fisica M=Mente & Anima

Attività fisica ....

Mente & Anima ....

Stato emotivo   Contentezza

😃 🙂 😐 🙁
○   ○   ○   ○
                                       0%   50%   100%

Sonno   Ore di sonno ....   Numero di risvegli durante la notte ....

.... Altri appunti

....

....

....

....

Giorno **34**

Data .... Lun Mar Mer Gio Ven Sab Dom

Colazione	Pranzo	Cena
....	....	....
....	....	....
....	....	....
....	....	....
....	....	....
....	....	....
Snack	....	....
....	....	....
....	....	....
....	....	....
....	....	....

🕐 6a 7 8 9 10 11 12p 1 2 3 4 5 6 7 8 9 10+

C=Colazione P=Pranzo C=Cena S=Snack A=Attività fisica M=Mente & Anima

Attività fisica ....

Mente & Anima ....

Stato emotivo   Contentezza

😄 😊 😐 ☹️   0%   50%   100%
○ ○ ○ ○

Sonno   Ore di sonno ....   Numero di risvegli durante la notte ....

Altri appunti ....

....

....

....

....

Date .... Lun Mar Mer Gio Ven Sab Dom

Giorno (35)

Colazione	Pranzo	Cena
....	....	....
....	....	....
....	....	....
....	....	....
....	....	....
Snack	....	....
....	....	....
....	....	....
....	....	....
....	....	....

6a   7   8   9   10   11   12p   1   2   3   4   5   6   7   8   9   10+

C=Colazione   P=Pranzo   C=Cena   S=Snack   A=Attività fisica   M=Mente & Anima

Attività fisica ....

Mente & Anima ....

Stato emotivo

😀 🙂 😐 🙁
○   ○   ○   ○

Contentezza

0%   50%   100%

Sonno   Ore di sonno ....   Numero di risvegli durante la notte ....

....   Altri appunti

....

....

....

....

Giorno (36)

Data ....   Lun Mar Mer Gio Ven Sab Dom

Colazione	Pranzo	Cena
....	....	....
....	....	....
....	....	....
....	....	....
....	....	....
Snack	....	....
....	....	....
....	....	....
....	....	....
....	....	....

🕐 6a   7   8   9   10   11   12p   1   2   3   4   5   6   7   8   9   10+

C=Colazione P=Pranzo C=Cena S=Snack A=Attività fisica M=Mente & Anima

Attività fisica ....

Mente & Anima ....

Stato emotivo	Contentezza
😃 🙂 😐 🙁	0% 50% 100%
◯ ◯ ◯ ◯	

Sonno   Ore di sonno ....   Numero di risvegli durante la notte ....

Altri appunti ....

♡ ....

....

....

....

Date .... Lun Mar Mer Gio Ven Sab Dom

Colazione	Pranzo	Cena
....	....	....
....	....	....
....	....	....
....	....	....
....	....	....
Snack	....	....
....	....	....
....	....	....
....	....	....
....	....	....

🕐 6a 7 8 9 10 11 12p 1 2 3 4 5 6 7 8 9 10+

C=Colazione P=Pranzo C=Cena S=Snack A=Attività fisica M=Mente & Anima

Attività fisica ....

Mente & Anima ....

Stato emotivo 😃 😊 😐 ☹ ○ ○ ○ ○

Contentezza

0% 50% 100%

Sonno   Ore di sonno ....   Numero di risvegli durante la notte ....

....   **Altri appunti**

....

....

....

....

Giorno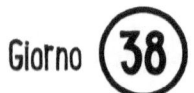

Data ....   Lun Mar Mer Gio Ven Sab Dom

Colazione	Pranzo	Cena
....	....	....
....	....	....
....	....	....
....	....	....
....	....	....
Snack	....	....
....	....	....
....	....	....
....	....	....
....	....	....

6a   7   8   9   10   11   12p   1   2   3   4   5   6   7   8   9   10+

C=Colazione P=Pranzo C=Cena S=Snack A=Attività fisica M=Mente & Anima

Attività fisica ....

Mente & Anima ....

Stato emotivo   Contentezza

😀 🙂 😐 🙁   0%   50%   100%
 O   O   O   O

Sonno   Ore di sonno ....   Numero di risvegli durante la notte ....

Altri appunti   ....
                 ....
                 ....
                 ....
                 ....

Date .... Lun Mar Mer Gio Ven Sab Dom

Colazione	Pranzo	Cena
....	....	....
....	....	....
....	....	....
....	....	....
....	....	....
....		....
Snack	....	....
....	....	....
....	....	....
....	....	....
....	....	....

6a 7 8 9 10 11 12p 1 2 3 4 5 6 7 8 9 10+

C=Colazione P=Pranzo C=Cena S=Snack A=Attività fisica M=Mente & Anima

Attività fisica ....

Mente & Anima ....

Stato emotivo   **Contentezza**

😀 🙂 😐 🙁

0%   50%   100%

Sonno   Ore di sonno ....   Numero di risvegli durante la notte ....

....   Altri appunti

....

....

....

....

Giorno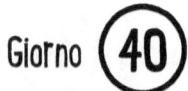

Data .... Lun Mar Mer Gio Ven Sab Dom

Colazione

Pranzo

Cena

....

....

....

....

....

....

....

....

....

Snack

....

....

....

....

....

....

....

....

....

....

....

....

....

....

| 6a | 7 | 8 | 9 | 10 | 11 | 12p | 1 | 2 | 3 | 4 | 5 | 6 | 7 | 8 | 9 | 10+ |

C=Colazione P=Pranzo C=Cena S=Snack A=Attività fisica M=Mente & Anima

Attività fisica ....

Mente & Anima ....

Stato emotivo

Contentezza

0%   50%   100%

Sonno   Ore di sonno ....   Numero di risvegli durante la notte ....

Altri appunti ....

....

....

....

....

Date .... Lun Mar Mer Gio Ven Sab Dom   Giorno (41)

Colazione	Pranzo	Cena
....	....	....
....	....	....
....	....	....
....	....	....
....	....	....
Snack	....	....
....	....	....
....	....	....
....	....	....
....	....	....

🕐   6a 7 8 9 10 11 12p 1 2 3 4 5 6 7 8 9 10+

C=Colazione P=Pranzo C=Cena S=Snack A=Attività fisica M=Mente & Anima

Attività fisica ....

Mente & Anima ....

Stato emotivo   **Contentezza**

😃 🙂 😐 🙁
○   ○   ○   ○   0%   50%   100%

Sonno   Ore di sonno ....   Numero di risvegli durante la notte ....

....   Altri appunti

....

....

....

....

Giorno (42)

Data ....

Colazione	Pranzo	Cena
....	....	....
....	....	....
....	....	....
....	....	....
....	....	....
Snack	....	....
....	....	....
....	....	....
....	....	....
....	....	....

6a   7   8   9   10   11   12p   1   2   3   4   5   6   7   8   9   10+

C=Colazione   P=Pranzo   C=Cena   S=Snack   A=Attività fisica   M=Mente & Anima

Attività fisica ....

Mente & Anima ....

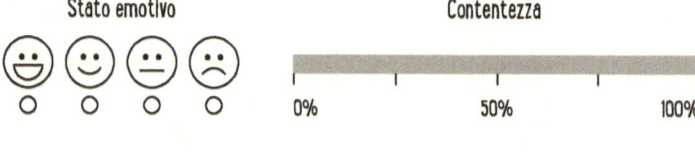

Stato emotivo   Contentezza

0%   50%   100%

Sonno   Ore di sonno ....   Numero di risvegli durante la notte ....

Altri appunti ....

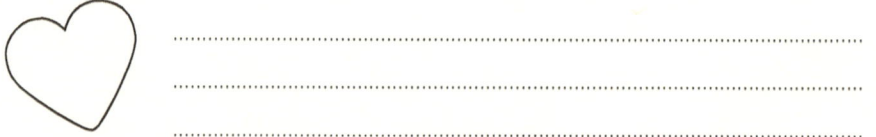

Date .... Lun Mar Mer Gio Ven Sab Dom

Giorno (43)

Colazione	Pranzo	Cena
....	....	....
....	....	....
....	....	....
....	....	....
....	....	....
Snack	....	....
....	....	....
....	....	....
....	....	....
....	....	....

6a 7 8 9 10 11 12p 1 2 3 4 5 6 7 8 9 10+

C=Colazione P=Pranzo C=Cena S=Snack A=Attività fisica M=Mente & Anima

Attività fisica ....

Mente & Anima ....

Stato emotivo

Contentezza

0%   50%   100%

Sonno   Ore di sonno ....   Numero di risvegli durante la notte ....

....   Altri appunti

....

....

....

....

Giorno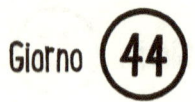

Data .... Lun Mar Mer Gio Ven Sab Dom

Colazione	Pranzo	Cena
....	....	....
....	....	....
....	....	....
....	....	....
....	....	....
Snack	....	....
....	....	....
....	....	....
....	....	....
....	....	....

6a 7 8 9 10 11 12p 1 2 3 4 5 6 7 8 9 10+

C=Colazione P=Pranzo C=Cena S=Snack A=Attività fisica M=Mente & Anima

Attività fisica ....

Mente & Anima ....

Stato emotivo   Contentezza

😃 ☺ 😐 ☹
○ ○ ○ ○   0%   50%   100%

Sonno   Ore di sonno .... Numero di risvegli durante la notte ....

Altri appunti ....
....
....
....
....

Date ....   Lun Mar Mer Gio Ven Sab Dom   Giorno (45)

Colazione   Pranzo   Cena

....

....

....

....

....

....

Snack   ....

....

....

....

....

🕐   6a   7   8   9   10   11   12p   1   2   3   4   5   6   7   8   9   10+ ....
     C=Colazione P=Pranzo C=Cena S=Snack A=Attività fisica M=Mente & Anima

Attività fisica ....

Mente & Anima ....

               Stato emotivo   Contentezza

            😀   🙂   😐   🙁

            ○   ○   ○   ○   0%   50%   100%

Sonno   Ore di sonno ....   Numero di risvegli durante la notte ....

....   Altri appunti

....

....

....

....

Giorno (46)

Data .... Lun Mar Mer Gio Ven Sab Dom

Colazione   Pranzo   Cena

....
....
....
....
....
....

Snack   ....
....
....
....
....

🕐   6a   7   8   9   10   11   12p   1   2   3   4   5   6   7   8   9   10+
....
C=Colazione P=Pranzo C=Cena S=Snack A=Attività fisica M=Mente & Anima

Attività fisica ....

Mente & Anima ....

Stato emotivo   Contentezza

😃 🙂 😐 🙁
O   O   O   O   0%   50%   100%

Sonno   Ore di sonno ....   Numero di risvegli durante la notte ....

Altri appunti ....
               ....
               ....
               ....
               ....
               ....

Date .... Lun Mar Mer Gio Ven Sab Dom

Giorno (47)

Colazione

....
....
....
....
....
....

Snack

....
....
....
....

Pranzo

....
....
....
....
....
....

....
....
....
....

Cena

....
....
....
....
....
....

....
....
....
....

6a 7 8 9 10 11 12p 1 2 3 4 5 6 7 8 9 10+

C=Colazione P=Pranzo C=Cena S=Snack A=Attività fisica M=Mente & Anima

Attività fisica ....

Mente & Anima ....

Stato emotivo

😀 🙂 😐 🙁
○   ○   ○   ○

Contentezza

0%   50%   100%

Sonno   Ore di sonno ....   Numero di risvegli durante la notte ....

....   Altri appunti

....

....

....

....

Giorno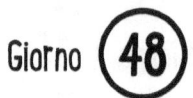

Data .... Lun Mar Mer Gio Ven Sab Dom

Colazione	Pranzo	Cena
....	....	....
....	....	....
....	....	....
....	....	....
....	....	....
....	....	....

Snack

....

....

....

....

6a 7 8 9 10 11 12p 1 2 3 4 5 6 7 8 9 10+
....

C=Colazione P=Pranzo C=Cena S=Snack A=Attività fisica M=Mente & Anima

Attività fisica ....

Mente & Anima ....

Stato emotivo
😃 🙂 😐 🙁
○   ○   ○   ○

Contentezza
0%   50%   100%

Sonno   Ore di sonno ....   Numero di risvegli durante la notte ....

Altri appunti ....

....

....

....

....

Date .... Lun Mar Mer Gio Ven Sab Dom   Giorno (**49**)

Colazione	Pranzo	Cena
....	....	....
....	....	....
....	....	....
....	....	....
....	....	....
Snack	....	....
....	....	....
....	....	....
....	....	....
....	....	....

🕐 6a 7 8 9 10 11 12p 1 2 3 4 5 6 7 8 9 10+

C=Colazione P=Pranzo C=Cena S=Snack A=Attività fisica M=Mente & Anima

Attività fisica ....

Mente & Anima ....

Stato emotivo   **Contentezza**

😁 ○   🙂 ○   😐 ○   ☹ ○

0%   50%   100%

Sonno   Ore di sonno ....   Numero di risvegli durante la notte ....

....   **Altri appunti**

....

....

....

....

Giorno 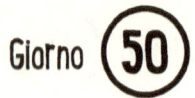 Data .... Lun Mar Mer Gio Ven Sab Dom

Colazione	Pranzo	Cena
....	....	....
....	....	....
....	....	....
....	....	....
....	....	....
Snack	....	....
....	....	....
....	....	....
....	....	....
....	....	....

6a 7 8 9 10 11 12p 1 2 3 4 5 6 7 8 9 10+

C=Colazione P=Pranzo C=Cena S=Snack A=Attività fisica M=Mente & Anima

Attività fisica ....

Mente & Anima ....

Stato emotivo

Contentezza

0%   50%   100%

Sonno   Ore di sonno ....   Numero di risvegli durante la notte ....

Altri appunti ....
....
....
....
....
....

Date .... Lun Mar Mer Gio Ven Sab Dom

Giorno (51)

Colazione
....
....
....
....
....
....

Snack
....
....
....
....

Pranzo
....
....
....
....
....
....
....
....
....
....

Cena
....
....
....
....
....
....
....
....
....
....

| 6a | 7 | 8 | 9 | 10 | 11 | 12p | 1 | 2 | 3 | 4 | 5 | 6 | 7 | 8 | 9 | 10+ |

C=Colazione P=Pranzo C=Cena S=Snack A=Attività fisica M=Mente & Anima

Attività fisica ....

Mente & Anima ....

Stato emotivo   **Contentezza**

0%   50%   100%

Sonno   Ore di sonno ....   Numero di risvegli durante la notte ....

....   Altri appunti

....

....

....

....

Giorno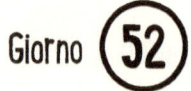

Data .... Lun Mar Mer Gio Ven Sab Dom

Colazione | Pranzo | Cena

.... | .... | ....
.... | .... | ....
.... | .... | ....
.... | .... | ....
.... | .... | ....
.... | .... | ....

Snack | |

.... | .... | ....
.... | .... | ....
.... | .... | ....
.... | .... | ....

6a 7 8 9 10 11 12p 1 2 3 4 5 6 7 8 9 10+

C=Colazione P=Pranzo C=Cena S=Snack A=Attività fisica M=Mente & Anima

Attività fisica ....

Mente & Anima ....

Stato emotivo   Contentezza

0%   50%   100%

Sonno   Ore di sonno .... Numero di risvegli durante la notte ....

Altri appunti ....
....
....
....
....

Date ....   Lun   Mar   Mer   Gio   Ven   Sab   Dom   Giorno **(53)**

Colazione

....

....

....

....

....

....

Snack

....

....

....

....

Pranzo

....

....

....

....

....

....

....

....

....

....

Cena

....

....

....

....

....

....

....

....

....

....

6a   7   8   9   10   11   12p   1   2   3   4   5   6   7   8   9   10+

C=Colazione   P=Pranzo   C=Cena   S=Snack   A=Attività fisica   M=Mente & Anima

Attività fisica ....

Mente & Anima ....

Stato emotivo   Contentezza

😃   🙂   😐   🙁

○   ○   ○   ○

0%   50%   100%

Sonno   Ore di sonno ....   Numero di risvegli durante la notte ....

....   Altri appunti

....

....

....

....

Giorno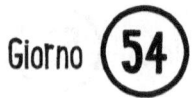

Data ....

Lun Mar Mer Gio Ven Sab Dom

Colazione	Pranzo	Cena
....	....	....
....	....	....
....	....	....
....	....	....
....	....	....
Snack	....	....
....	....	....
....	....	....
....	....	....
....	....	....

6a 7 8 9 10 11 12p 1 2 3 4 5 6 7 8 9 10+
....

C=Colazione P=Pranzo C=Cena S=Snack A=Attività fisica M=Mente & Anima

Attività fisica ....

Mente & Anima ....

Stato emotivo   ### Contentezza

0%   50%   100%

Sonno   Ore di sonno ....   Numero di risvegli durante la notte ....

Altri appunti ....
....
....
....
....

Date .... Lun Mar Mer Gio Ven Sab Dom

Colazione	Pranzo	Cena
....	....	....
....	....	....
....	....	....
....	....	....
....	....	....
	....	....
Snack	....	....
....	....	....
....	....	....
....	....	....
....	....	....

6a 7   8   9   10   11   12p   1   2   3   4   5   6   7   8   9   10+
....
C=Colazione P=Pranzo C=Cena S=Snack A=Attività fisica M=Mente & Anima

Attività fisica ....

Mente & Anima ....

Stato emotivo   **Contentezza**

😃   🙂   😐   🙁
○   ○   ○   ○   0%   50%   100%

Sonno   Ore di sonno ....   Numero di risvegli durante la notte ....

....   **Altri appunti**

....

....

....

....

Giorno 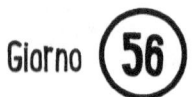 Data .... Lun Mar Mer Gio Ven Sab Dom

Colazione	Pranzo	Cena
....	....	....
....	....	....
....	....	....
....	....	....
....	....	....
....		....
Snack	....	....
....	....	....
....	....	....
....	....	....
....	....	....

6a   7   8   9   10   11   12p   1   2   3   4   5   6   7   8   9   10+

C=Colazione   P=Pranzo   C=Cena   S=Snack   A=Attività fisica   M=Mente & Anima

Attività fisica ....

Mente & Anima ....

Stato emotivo   Contentezza

😄 🙂 😐 🙁

0%   50%   100%

Sonno   Ore di sonno ....   Numero di risvegli durante la notte ....

Altri appunti   ....

....

....

....

....

Date .... Lun Mar Mer Gio Ven Sab Dom

Colazione	Pranzo	Cena
....	....	....
....	....	....
....	....	....
....	....	....
....	....	....
....		
Snack	....	....
....	....	....
....	....	....
....	....	....
....	....	....

6a 7 8 9 10 11 12p 1 2 3 4 5 6 7 8 9 10+

C=Colazione P=Pranzo C=Cena S=Snack A=Attività fisica M=Mente & Anima

Attività fisica ....

Mente & Anima ....

Stato emotivo

😀 🙂 😐 ☹️
○ ○ ○ ○

Contentezza

0%   50%   100%

Sonno   Ore di sonno ....   Numero di risvegli durante la notte ....

.... **Altri appunti**

....

....

....

....

Giorno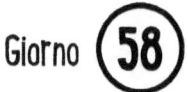

Data .... Lun Mar Mer Gio Ven Sab Dom

Colazione | Pranzo | Cena

Colazione
....
....
....
....
....

Snack
....
....
....
....

Pranzo
....
....
....
....
....
....
....
....
....
....
....

Cena
....
....
....
....
....
....
....
....
....
....
....

6a 7 8 9 10 11 12p 1 2 3 4 5 6 7 8 9 10+

C=Colazione P=Pranzo C=Cena S=Snack A=Attività fisica M=Mente & Anima

Attività fisica ....

Mente & Anima ....

Stato emotivo | Contentezza

0%   50%   100%

Sonno   Ore di sonno ....   Numero di risvegli durante la notte ....

Altri appunti ....
....
....
....
....

Date .... Lun Mar Mer Gio Ven Sab Dom

Colazione	Pranzo	Cena
....	....	....
....	....	....
....	....	....
....	....	....
....	....	....

Snack

....
....
....
....

6a   7   8   9   10   11   12p   1   2   3   4   5   6   7   8   9   10+

C=Colazione P=Pranzo C=Cena S=Snack A=Attività fisica M=Mente & Anima

Attività fisica ....

Mente & Anima ....

Stato emotivo

😃 🙂 😐 ☹️
○   ○   ○   ○

Contentezza

0%   50%   100%

Sonno   Ore di sonno ....   Numero di risvegli durante la notte ....

....   **Altri appunti**

....
....
....
....

Giorno 60

Le mie misure

Braccia ....

Fianchi ....

Polpacci ....

.... Petto

.... Vita

.... Addome

.... Cosce

Peso ....

IMC ....

Notes ....
....
....
....
....
....

Date .... Lun Mar Mer Gio Ven Sab Dom

Colazione	Pranzo	Cena
....	....	....
....	....	....
....	....	....
....	....	....
....	....	....
....	....	....
Snack	....	....
....	....	....
....	....	....
....	....	....
....	....	....

6a 7 8 9 10 11 12p 1 2 3 4 5 6 7 8 9 10+

C=Colazione P=Pranzo C=Cena S=Snack A=Attività fisica M=Mente & Anima

Attività fisica ....

Mente & Anima ....

Stato emotivo

Contentezza

0%   50%   100%

Sonno   Ore di sonno ....   Numero di risvegli durante la notte ....

....

Altri appunti

....

....

....

....

Giorno 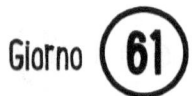 61

Data .... Lun Mar Mer Gio Ven Sab Dom

Colazione	Pranzo	Cena
....	....	....
....	....	....
....	....	....
....	....	....
....	....	....
Snack	....	....
....	....	....
....	....	....
....	....	....
....	....	....

6a 7 8 9 10 11 12p 1 2 3 4 5 6 7 8 9 10+

C=Colazione P=Pranzo C=Cena S=Snack A=Attività fisica M=Mente & Anima

Attività fisica ....

Mente & Anima ....

Stato emotivo   **Contentezza**

😃 ○ 🙂 ○ 😐 ○ 🙁 ○   0%   50%   100%

Sonno   Ore di sonno ....   Numero di risvegli durante la notte ....

Altri appunti ....
....
....
....
....

Date ....   Lun Mar Mer Gio Ven Sab Dom

Colazione	Pranzo	Cena
....	....	....
....	....	....
....	....	....
....	....	....
....	....	....
....		
Snack	....	....
....	....	....
....	....	....
....	....	....
....	....	....

6a 7 8 9 10 11 12p 1 2 3 4 5 6 7 8 9 10+

C=Colazione P=Pranzo C=Cena S=Snack A=Attività fisica M=Mente & Anima

Attività fisica ....

Mente & Anima ....

Stato emotivo   **Contentezza**

😀   🙂   😐   🙁

○   ○   ○   ○   0%   50%   100%

Sonno   Ore di sonno ....   Numero di risvegli durante la notte ....

....   Altri appunti

....

....

....

....

Giorno **(63)**

Data .... Lun Mar Mer Gio Ven Sab Dom

Colazione	Pranzo	Cena
....	....	....
....	....	....
....	....	....
....	....	....
....	....	....
....		

Snack

....
....
....
....

🕐 6a 7 8 9 10 11 12p 1 2 3 4 5 6 7 8 9 10+

C=Colazione P=Pranzo C=Cena S=Snack A=Attività fisica M=Mente & Anima

Attività fisica ....

Mente & Anima ....

Stato emotivo   **Contentezza**

😃 😊 😐 ☹️
○ ○ ○ ○   0%   50%   100%

Sonno   Ore di sonno ....   Numero di risvegli durante la notte ....

Altri appunti ....

....

....

....

....

Date .... Lun Mar Mer Gio Ven Sab Dom   Giorno (64)

Colazione	Pranzo	Cena
....	....	....
....	....	....
....	....	....
....	....	....
....	....	....
Snack	....	....
....	....	....
....	....	....
....	....	....
....	....	....

6a 7 8 9 10 11 12p 1 2 3 4 5 6 7 8 9 10+

C=Colazione P=Pranzo C=Cena S=Snack A=Attività fisica M=Mente & Anima

Attività fisica ....

Mente & Anima ....

Stato emotivo   Contentezza

😃 🙂 😐 ☹️   0%   50%   100%
○   ○   ○   ○

Sonno   Ore di sonno ....   Numero di risvegli durante la notte ....

....   Altri appunti

....

....

....

....

Giorno (65)

Data .... Lun Mar Mer Gio Ven Sab Dom

Colazione	Pranzo	Cena
....	....	....
....	....	....
....	....	....
....	....	....
....	....	....

Snack | .... | ....
.... | .... | ....
.... | .... | ....
.... | .... | ....
.... | .... | ....

6a 7 8 9 10 11 12p 1 2 3 4 5 6 7 8 9 10+

C=Colazione P=Pranzo C=Cena S=Snack A=Attività fisica M=Mente & Anima

Attività fisica ....

Mente & Anima ....

Stato emotivo   Contentezza

0%   50%   100%

Sonno   Ore di sonno ....   Numero di risvegli durante la notte ....

Altri appunti ....
....
....
....
....

Date .... Lun Mar Mer Gio Ven Sab Dom

Colazione	Pranzo	Cena
....	....	....
....	....	....
....	....	....
....	....	....
....	....	....
Snack	....	....
....	....	....
....	....	....
....	....	....
....	....	....

6a   7   8   9   10   11   12p   1   2   3   4   5   6   7   8   9   10+

C=Colazione P=Pranzo C=Cena S=Snack A=Attività fisica M=Mente & Anima

Attività fisica ....

Mente & Anima ....

Stato emotivo   Contentezza

0%   50%   100%

Sonno   Ore di sonno ....   Numero di risvegli durante la notte ....

....   Altri appunti

....

....

....

....

Giorno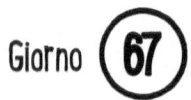

Data ....   Lun Mar Mer Gio Ven Sab Dom

Colazione

Pranzo

Cena

....

....

....

....

....

Snack   ....

....

....

....

....

6a   7   8   9   10   11   12p   1   2   3   4   5   6   7   8   9   10+
C=Colazione P=Pranzo C=Cena S=Snack A=Attività fisica M=Mente & Anima

Attività fisica ....

Mente & Anima ....

Stato emotivo

Contentezza

0%   50%   100%

Sonno   Ore di sonno ....   Numero di risvegli durante la notte ....

Altri appunti   ....

....

....

....

....

Date ....

Colazione

....
....
....
....
....
....

Snack

....
....
....
....

Pranzo

....
....
....
....
....
....
....
....
....
....

Cena

....
....
....
....
....
....
....
....
....

6a 7 8 9 10 11 12p 1 2 3 4 5 6 7 8 9 10+
....

C=Colazione P=Pranzo C=Cena S=Snack A=Attività fisica M=Mente & Anima

Attività fisica ....

Mente & Anima ....

Stato emotivo

😃 🙂 😐 🙁
○ ○ ○ ○

Contentezza

0%   50%   100%

Sonno   Ore di sonno ....   Numero di risvegli durante la notte ....

....   **Altri appunti**

....
....
....
....

Giorno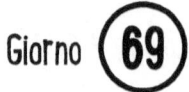

Data ....   Lun Mar Mer Gio Ven Sab Dom

Colazione	Pranzo	Cena
....	....	....
....	....	....
....	....	....
....	....	....
....	....	....
....	....	....
Snack	....	....
....	....	....
....	....	....
....	....	....
....	....	....

🕐 6a 7 8 9 10 11 12p 1 2 3 4 5 6 7 8 9 10+

C=Colazione P=Pranzo C=Cena S=Snack A=Attività fisica M=Mente & Anima

Attività fisica ....

Mente & Anima ....

Stato emotivo

😀 😊 😐 😟
○ ○ ○ ○

Contentezza

0%   50%   100%

Sonno   Ore di sonno ....   Numero di risvegli durante la notte ....

Altri appunti ....

....

....

....

....

Date .... Lun Mar Mer Gio Ven Sab Dom Giorno (70)

Colazione	Pranzo	Cena
....	....	....
....	....	....
....	....	....
....	....	....
....	....	....
....	....	....
Snack	....	....
....	....	....
....	....	....
....	....	....
....	....	....

6a 7 8 9 10 11 12p 1 2 3 4 5 6 7 8 9 10+
....
C=Colazione P=Pranzo C=Cena S=Snack A=Attività fisica M=Mente & Anima

Attività fisica ....

Mente & Anima ....

Stato emotivo   Contentezza

😀 🙂 😐 🙁

0%   50%   100%

Sonno   Ore di sonno ....   Numero di risvegli durante la notte ....

....   Altri appunti

....

....

....

....

Giorno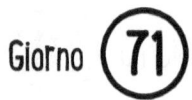

Data .... Lun Mar Mer Gio Ven Sab Dom

Colazione	Pranzo	Cena
....	....	....
....	....	....
....	....	....
....	....	....
....	....	....
Snack	....	....
....	....	....
....	....	....
....	....	....
....	....	....

6a 7 8 9 10 11 12p 1 2 3 4 5 6 7 8 9 10+

C=Colazione P=Pranzo C=Cena S=Snack A=Attività fisica M=Mente & Anima

Attività fisica ....

Mente & Anima ....

Stato emotivo	Contentezza
😃 🙂 😐 ☹	0% 50% 100%

Sonno   Ore di sonno ....   Numero di risvegli durante la notte ....

Altri appunti ....
....
....
....
....

Date .... Lun Mar Mer Gio Ven Sab Dom   Giorno (72)

Colazione	Pranzo	Cena
....	....	....
....	....	....
....	....	....
....	....	....
....	....	....
....		
Snack	....	....
....	....	....
....	....	....
....	....	....
....	....	....

🕐 6a 7 8 9 10 11 12p 1 2 3 4 5 6 7 8 9 10+ ....

C=Colazione P=Pranzo C=Cena S=Snack A=Attività fisica M=Mente & Anima

Attività fisica ....

Mente & Anima ....

Stato emotivo
😃 😊 😐 😟
○ ○ ○ ○

Contentezza
0%   50%   100%

Sonno   Ore di sonno ....   Numero di risvegli durante la notte ....

....   Altri appunti

....

....

....

....

Giorno (73)

Data ....

Colazione	Pranzo	Cena
....	....	....
....	....	....
....	....	....
....	....	....
....	....	....
Snack	....	....
....	....	....
....	....	....
....	....	....
....	....	....

6a   7   8   9   10   11   12p   1   2   3   4   5   6   7   8   9   10+

C=Colazione P=Pranzo C=Cena S=Snack A=Attività fisica M=Mente & Anima

Attività fisica ....

Mente & Anima ....

Stato emotivo   Contentezza

0%   50%   100%

Sonno   Ore di sonno ....   Numero di risvegli durante la notte ....

Altri appunti ....
....
....
....
....

Date ....   Lun Mar Mer Gio Ven Sab Dom   Giorno   (74)

Colazione	Pranzo	Cena
....	....	....
....	....	....
....	....	....
....	....	....
....	....	....
....		....
Snack	....	....
....	....	....
....	....	....
....	....	....
....	....	....

🕐   6a 7 8 9 10 11 12p 1 2 3 4 5 6 7 8 9 10+

C=Colazione P=Pranzo C=Cena S=Snack A=Attività fisica M=Mente & Anima

Attività fisica ....

Mente & Anima ....

Stato emotivo   Contentezza

😀   🙂   😐   🙁   0%   50%   100%
○   ○   ○   ○

Sonno   Ore di sonno ....   Numero di risvegli durante la notte ....

....
....   Altri appunti
....
....
....

Giorno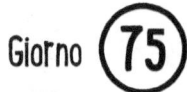

Data .... Lun Mar Mer Gio Ven Sab Dom

Colazione

....
....
....
....
....

Snack

....
....
....
....

Pranzo

....
....
....
....
....
....
....
....
....
....

Cena

....
....
....
....
....
....
....
....
....
....

| 6a | 7 | 8 | 9 | 10 | 11 | 12p | 1 | 2 | 3 | 4 | 5 | 6 | 7 | 8 | 9 | 10+ |

C=Colazione P=Pranzo C=Cena S=Snack A=Attività fisica M=Mente & Anima

Attività fisica ....

Mente & Anima ....

Stato emotivo   **Contentezza**

😃 🙂 😐 🙁

○   ○   ○   ○   0%   50%   100%

Sonno   Ore di sonno ....   Numero di risvegli durante la notte ....

Altri appunti ....

....

....

....

....

Date .... Lun Mar Mer Gio Ven Sab Dom Giorno (76)

Colazione	Pranzo	Cena
....	....	....
....	....	....
....	....	....
....	....	....
....	....	....
....	....	....
Snack	....	....
....	....	....
....	....	....
....	....	....
....	....	....

6a   7   8   9   10   11   12p   1   2   3   4   5   6   7   8   9   10+

C=Colazione P=Pranzo C=Cena S=Snack A=Attività fisica M=Mente & Anima

Attività fisica ....

Mente & Anima ....

Stato emotivo   Contentezza

0%   50%   100%

Sonno   Ore di sonno ....   Numero di risvegli durante la notte ....

.... Altri appunti

....

....

....

....

Giorno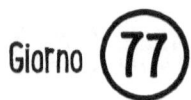

Data ....   Lun Mar Mer Gio Ven Sab Dom

Colazione	Pranzo	Cena
....	....	....
....	....	....
....	....	....
....	....	....
....	....	....
Snack	....	....
....	....	....
....	....	....
....	....	....
....	....	....

🕐   6a   7   8   9   10   11   12p   1   2   3   4   5   6   7   8   9   10+

C=Colazione   P=Pranzo   C=Cena   S=Snack   A=Attività fisica   M=Mente & Anima

Attività fisica ....

Mente & Anima ....

Stato emotivo   Contentezza

😄   🙂   😐   🙁
○   ○   ○   ○

0%   50%   100%

Sonno   Ore di sonno ....   Numero di risvegli durante la notte ....

Altri appunti ....

....

....

....

....

Date .... Lun Mar Mer Gio Ven Sab Dom

Colazione	Pranzo	Cena
....	....	....
....	....	....
....	....	....
....	....	....
....	....	....
Snack	....	....
....	....	....
....	....	....
....	....	....
....	....	....

6a   7   8   9   10   11   12p   1   2   3   4   5   6   7   8   9   10+

C=Colazione P=Pranzo C=Cena S=Snack A=Attività fisica M=Mente & Anima

Attività fisica ....

Mente & Anima ....

Stato emotivo   **Contentezza**

○ ○ ○ ○

0%   50%   100%

Sonno   Ore di sonno ....   Numero di risvegli durante la notte ....

....   **Altri appunti**

....

....

....

....

Giorno (79)

Data .... Lun Mar Mer Gio Ven Sab Dom

Colazione	Pranzo	Cena
....	....	....
....	....	....
....	....	....
....	....	....
....	....	....
Snack	....	....
....	....	....
....	....	....
....	....	....
....	....	....

6a 7 8 9 10 11 12p 1 2 3 4 5 6 7 8 9 10+
C=Colazione P=Pranzo C=Cena S=Snack A=Attività fisica M=Mente & Anima

Attività fisica ....

Mente & Anima ....

Stato emotivo   Contentezza

0%   50%   100%

Sonno   Ore di sonno ....   Numero di risvegli durante la notte ....

Altri appunti ....
....
....
....
....

Date .... Lun Mar Mer Gio Ven Sab Dom Giorno **80**

Colazione	Pranzo	Cena
....	....	....
....	....	....
....	....	....
....	....	....
....	....	....
Snack	....	....
....	....	....
....	....	....
....	....	....
....	....	....

6a   7   8   9   10   11   12p   1   2   3   4   5   6   7   8   9   10+
....
C=Colazione   P=Pranzo   C=Cena   S=Snack   A=Attività fisica   M=Mente & Anima

Attività fisica ....

Mente & Anima ....

Stato emotivo   Contentezza

😀   🙂   😐   🙁
○   ○   ○   ○   0%   50%   100%

Sonno   Ore di sonno ....   Numero di risvegli durante la notte ....

.... Altri appunti
....
....
....
....

Giorno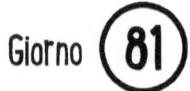

Data .... Lun Mar Mer Gio Ven Sab Dom

Colazione	Pranzo	Cena
....	....	....
....	....	....
....	....	....
....	....	....
....	....	....
Snack	....	....
....	....	....
....	....	....
....	....	....
....	....	....

6a 7 8 9 10 11 12p 1 2 3 4 5 6 7 8 9 10+

C=Colazione P=Pranzo C=Cena S=Snack A=Attività fisica M=Mente & Anima

Attività fisica ....

Mente & Anima ....

Stato emotivo

Contentezza

0%   50%   100%

Sonno   Ore di sonno ....   Numero di risvegli durante la notte ....

Altri appunti ....

....

....

....

....

Date .... Lun Mar Mer Gio Ven Sab Dom

Colazione	Pranzo	Cena
....	....	....
....	....	....
....	....	....
....	....	....
....	....	....
	....	....
Snack	....	....
....	....	....
....	....	....
....	....	....
....	....	....

🕐 6a 7 8 9 10 11 12p 1 2 3 4 5 6 7 8 9 10+
....
C=Colazione P=Pranzo C=Cena S=Snack A=Attività fisica M=Mente & Anima

Attività fisica ....

Mente & Anima ....

Stato emotivo 😃 😊 😐 🙁 ○ ○ ○ ○

Contentezza 0% 50% 100%

Sonno   Ore di sonno ....   Numero di risvegli durante la notte ....

....   Altri appunti
....
....
....
....

Giorno (83)

Data ....

Colazione	Pranzo	Cena
....	....	....
....	....	....
....	....	....
....	....	....
....	....	....
Snack	....	....
....	....	....
....	....	....
....	....	....
....	....	....

6a 7 8 9 10 11 12p 1 2 3 4 5 6 7 8 9 10+

C=Colazione P=Pranzo C=Cena S=Snack A=Attività fisica M=Mente & Anima

Attività fisica ....

Mente & Anima ....

Stato emotivo

Contentezza

0% 50% 100%

Sonno   Ore di sonno ....   Numero di risvegli durante la notte ....

Altri appunti ....
....
....
....
....

Date ....   Lun Mar Mer Gio Ven Sab Dom   Giorno **84**

Colazione	Pranzo	Cena
....	....	....
....	....	....
....	....	....
....	....	....
....	....	....
Snack	....	....
....	....	....
....	....	....
....	....	....
....	....	....

🕐   6a   7   8   9   10   11   12p   1   2   3   4   5   6   7   8   9   10+

C=Colazione   P=Pranzo   C=Cena   S=Snack   A=Attività fisica   M=Mente & Anima

Attività fisica ....

Mente & Anima ....

Stato emotivo	Contentezza
😃 🙂 😐 ☹️	0% 50% 100%
○ ○ ○ ○	

Sonno   Ore di sonno ....   Numero di risvegli durante la notte ....

.... Altri appunti

....

....

....

....

Giorno **(85)**

Data .... Lun Mar Mer Gio Ven Sab Dom

Colazione	Pranzo	Cena
....	....	....
....	....	....
....	....	....
....	....	....
....	....	....
Snack	....	....
....	....	....
....	....	....
....	....	....
....	....	....

🕐 6a 7 8 9 10 11 12p 1 2 3 4 5 6 7 8 9 10+
C=Colazione P=Pranzo C=Cena S=Snack A=Attività fisica M=Mente & Anima

Attività fisica ....

Mente & Anima ....

Stato emotivo   Contentezza

😄 🙂 😐 🙁

○   ○   ○   ○   0%   50%   100%

Sonno   Ore di sonno ....   Numero di risvegli durante la notte ....

Altri appunti ....
....
....
....
....

Date .... Lun Mar Mer Gio Ven Sab Dom

Colazione	Pranzo	Cena
....	....	....
....	....	....
....	....	....
....	....	....
....	....	....
	....	....
Snack	....	....
....	....	....
....	....	....
....	....	....
....	....	....

🕐 6a 7 8 9 10 11 12p 1 2 3 4 5 6 7 8 9 10+

C=Colazione P=Pranzo C=Cena S=Snack A=Attività fisica M=Mente & Anima

Attività fisica ....

Mente & Anima ....

Stato emotivo   Contentezza

😃 🙂 😐 🙁

○ ○ ○ ○

0%   50%   100%

Sonno   Ore di sonno ....   Numero di risvegli durante la notte ....

.... Altri appunti

....

....

....

....

Giorno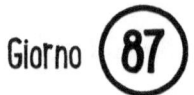

Data .... Lun Mar Mer Gio Ven Sab Dom

Colazione   Pranzo   Cena

....
....
....
....
....
....

Snack   ....
....
....
....
....

6a   7   8   9   10   11   12p   1   2   3   4   5   6   7   8   9   10+

C=Colazione   P=Pranzo   C=Cena   S=Snack   A=Attività fisica   M=Mente & Anima

Attività fisica ....

Mente & Anima ....

Stato emotivo   Contentezza

0%   50%   100%

Sonno   Ore di sonno ....   Numero di risvegli durante la notte ....

Altri appunti ....
....
....
....
....

Date .... Lun Mar Mer Gio Ven Sab Dom

Giorno (88)

Colazione

....
....
....
....
....
....

Snack

....
....
....
....

Pranzo

....
....
....
....
....
....
....
....
....
....
....

Cena

....
....
....
....
....
....
....
....
....
....
....

6a 7 8 9 10 11 12p 1 2 3 4 5 6 7 8 9 10+

C=Colazione P=Pranzo C=Cena S=Snack A=Attività fisica M=Mente & Anima

Attività fisica ....

Mente & Anima ....

Stato emotivo

😃 ○   🙂 ○   😐 ○   🙁 ○

Contentezza

0%   50%   100%

Sonno   Ore di sonno ....   Numero di risvegli durante la notte ....

.... Altri appunti
....
....
....
....

Giorno (89)

Data .... Lun Mar Mer Gio Ven Sab Dom

Colazione	Pranzo	Cena
....	....	....
....	....	....
....	....	....
....	....	....
....	....	....
Snack	....	....
....	....	....
....	....	....
....	....	....
....	....	....

6a   7   8   9   10   11   12p   1   2   3   4   5   6   7   8   9   10+

C=Colazione P=Pranzo C=Cena S=Snack A=Attività fisica M=Mente & Anima

Attività fisica ....

Mente & Anima ....

Stato emotivo   Contentezza

😃 🙂 😐 🙁

0%   50%   100%

Sonno   Ore di sonno ....   Numero di risvegli durante la notte ....

Altri appunti ....

....

....

....

....

Date .... Lun Mar Mer Gio Ven Sab Dom

Giorno (90)

Colazione	Pranzo	Cena
....	....	....
....	....	....
....	....	....
....	....	....
....	....	....
Snack	....	....
....	....	....
....	....	....
....	....	....
....	....	....

6a 7 8 9 10 11 12p 1 2 3 4 5 6 7 8 9 10+

C=Colazione P=Pranzo C=Cena S=Snack A=Attività fisica M=Mente & Anima

Attività fisica ....

Mente & Anima ....

Stato emotivo

Contentezza

0%   50%   100%

Sonno   Ore di sonno ....   Numero di risvegli durante la notte ....

.... Altri appunti

....

....

....

....

HIP HIP
HURRAY!

Giorno **90**

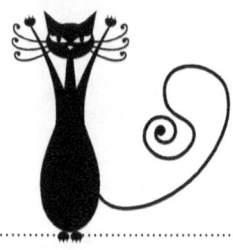

Le mie misure

Braccia ....

Fianchi ....

Polpacci ....

.... Petto

.... Vita

.... Addome

.... Cosce

Peso ....

IMC ....

Conclusione ....

....

....

....

....

....

Appunti

Risultato

Giorno (1)

Petto ....

Braccia ....

Vita ....

Addome ....

Fianchi ....

Cosce ....

Polpacci ....

Peso ....

IMC ....

Giorno (90)

.... Petto

.... Braccia

.... Vita

.... Addome

.... Fianchi

.... Cosce

.... Polpacci

.... Peso

.... IMC

Published By: Studio 5519, 1732 1St Ave #25519 New York, Ny 10128
July 2017, Issue No. 1 (V 1.1); Contact: Info@Studio5519.Com; Illustration Credits: © Depositphotos / @ Alegria / @ Pushinka11